BEI GRIN MACHT SICH IHR WISSEN BEZAHLT

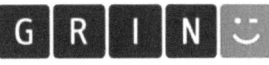

Benefit von Achtsamkeit zur Stressbewältigung im beruflichen Kontext anhand von Gesundheits- und Krankenpflegern

Oliver Strobel

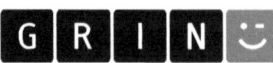

Bibliografische Information der Deutschen Nationalbibliothek:

Die Deutsche Nationalbibliothek verzeichnet diese Publikation in der Deutschen Nationalbibliografie; detaillierte bibliografische Daten sind im Internet über http://dnb.d-nb.de abrufbar.

ISBN: 9783346455314
Dieses Buch ist auch als E-Book erhältlich.

© GRIN Publishing GmbH
Nymphenburger Straße 86
80636 München

Druck und Bindung: Books on Demand GmbH, Norderstedt Germany
Gedruckt auf säurefreiem Papier aus verantwortungsvollen Quellen

Das Buch bei GRIN: https://www.grin.com/document/1035782

Standort: Nürnberg

Berufsbegleitender Studiengang zum Bachelor of Arts

Gesundheitspsychologie & Medizinpädagogik

3. Semester

Seminararbeit im Modul Gesundheitspsychologie

Der Weg der Achtsamkeit –

Benefit von Achtsamkeit zur Stressbewältigung im beruflichen Kontext

am Beispiel von Gesundheits- & Krankenpflegern.

Oliver Strobel

Abgabedatum: 02.02.2019

Inhaltsverzeichnis

Abbildungsverzeichnis

Tabellenverzeichnis

Abkürzungsverzeichnis

AU	Arbeitsunfähigkeit
zekib	Zentrum für Kommunikation – Information und Bildung
MAAS	Mindfulness Attention Awareness Scale
MBSR	Mindfulness-Based Stress Reduction
TU	Technische Universität

Genderhinweis

Aus Gründen der leichtbareren Lesbarkeit wird in der vorliegenden Seminararbeit die gewohnte männliche Sprachform bei personenbezogenen Substantiven und Pronomen verwendet. Dies impliziert jedoch keine Benachteiligung des weiblichen oder dritten Geschlechts, sondern soll im Sinne der sprachlichen Vereinfachung als geschlechtsneutral zu verstehen sein.

1. Einleitung

„Die Pflegende der Zukunft wird eine Meditierende sein."

- Christian Deppisch, 2012

1.1 Einführung

Pflegenotstand und die Überarbeitung von beruflich Pflegenden sind aktuell omnipräsente Themen in den Medien. Mit einigen gesundheitspolitischen Maßnahmen versucht die Bundesregierung zurzeit die Situation von Pflegekräften zu verbessern und für Entlastung zu sorgen.

Hieraus ergibt sich die Frage, wie man die Situation von beruflich Pflegenden nicht nur aus gesundheitspolitischer, sondern vor allem auch aus gesundheitspsychologischer Sicht verbessern kann. Einen wichtigen Baustein hierfür stellt die Stressreduktion bzw. die Bewältigung von Stress dar. Gerade das Konzept der Achtsamkeit ist seit mehreren Jahren immer mehr in den Fokus geraten.

1.2 Ziel der Arbeit

Die vorliegende Seminararbeit beschäftigt sich mit folgender Fragestellung: Kann Achtsamkeit zur Stressbewältigung im beruflichen Kontext beitragen? Und wie lässt sich dies praktisch bei beruflich Pflegenden umsetzen?

1.3 Struktur der Arbeit

Für die Beantwortung der Forschungsfrage wird zunächst ein Überblick darüber gegeben, warum gerade beruflich Pflegende unter Stress leiden und welche Folgen daraus resultieren. Anschließend wird der Begriff der Achtsamkeit kurz dargelegt und gängige

Methoden zur Achtsamkeitsbildung vorgestellt. Der Stand der Forschung soll die Frage-stellung anhand empirischer Studien beantworten. Nach kritischer Reflexion und einem Ausblick in der Diskussion wird das Thema auf die Praxis bezogen und somit der zweite Teil der Fragestellung bearbeitet.

1.4 Forschungsmethode

Diese Arbeit beruht auf Literaturrecherche. Ausgangspunkte für die Erarbeitung der Fra-gestellung waren überwiegend die Datenbanken/Suchmaschinen von Thieme CNE, EBSCO und Google Scholar. Recherchiert wurde durch die Schlagworte *Achtsamkeit, mindfulness, Stress, MBSR, Pflege, Pflegende, nurse, nursing.*

Die formale Gestaltung dieser Arbeit richtet sich nach dem FOM-Leitfaden zur formalen Gestaltung von Seminar- und Abschlussarbeiten, Stand Februar 2018, in Anlehnung an APA 6th Edition.

2. Bedeutung von Stress für beruflich Pflegende

Auf Grund von permanenten emotionalen Herausforderungen ist die Pflege die am stärks-ten gefährdetste Berufsgruppe für ein erhöhtes Stressempfinden (Tsaras et al., 2018). In einer Studie über den Einfluss von Copingstrategien auf psychische Störungen bei Psy-chiatriepflegekräften fanden Tsaras et al. (2018) heraus, dass 52,7 % der Studienteilneh-mer an Depressionen und 48,2 % an Angstzuständen leiden.

Ein weiterer stressauslösender Faktor bei beruflich Pflegenden ist der Schichtdienst und die daraus resultierenden Schlafstörungen. Während in Deutschland ca. 9,7 % der Ge-samtbevölkerung an Schlafstörungen leiden (Marschall, Hildebrandt, Sydow & Nolting, 2017) sind es unter den Pflegenden 20,4 % der Beschäftigten mit Schwierigkeiten beim Schlafen (Tracogna, Klewer & Kugler, 2003).

Mitarbeiter in der Gesundheits- & Krankenpflege liegen somit mit durchschnittlich 19,3 Arbeitsunfähigkeitstagen im Jahr deutlich über dem Bundesdurchschnitt (16,3 AU-Tage im Kalenderjahr). Die Beschäftigten in der Gesundheits- & Krankenpflege fallen pro

Krankheitsfall mit 13,7 Tagen auch länger aus als der deutsche Durchschnitt (11,7 Tage). Des Weiteren sind die Beschäftigten der genannten Berufsgruppe deutlich öfter und länger von Langzeitkrankheitsfällen betroffen (Kliner, Rennert, Richter & Bogai, 2017). Kliner et al. (2017) sprechen weiter davon, dass gerade bei den weiblichen Beschäftigten im Gesundheits- & Sozialbereich fast doppelt so viele Krankheitstage im Vergleich zu allen weiblichen Beschäftigten auf Grund von psychischen Belastungen angefallen sind. Besonders weibliche Pflegekräfte sind oft durch die Doppelbeanspruchung Beruf und Familie belastet und stehen dadurch unter Stress (Cohen-Katz et al., 2005). Als häufigste Stressoren bei weiblichem Pflegepersonal wurden von Cohen-Katz et al. (2005) familiäre Spannungen, die richtige Balance zwischen Beruf und Familie sowie die Herausforderung von Teilzeitarbeit identifiziert. Zu erwähnen ist hier, dass in Deutschland ca. 86 % aller beruflich Pflegenden weiblich sind (Statistisches Bundesamt, 2012).

Der in diesem Berufsfeld erhöhte Stresslevel kann auch ursächlich für ein weiteres gesundheitliches Risikoverhalten sein. So rauchen professionell Pflegende deutlich mehr als der deutsche Durchschnitt. Während in Deutschland mittlerweile rund 21 % der Frauen und 28 % der Männer zumindest gelegentlich rauchen (Kuntz, Lange & Zeiher, 2017), sind es unter den Pflegekräften 41 % (Behrens, Schulz, Töpper, 2004). Tabelle 1 gibt einen Überblick über die verschiedenen Stressoren, die auf professionell Pflegende einwirken können.

Tabelle 1: Stressoren im Setting Pflege (exemplarisch)

Physische Stressoren	Psychische Stressoren	Organisationale Stressoren
Heben/Tragen schwerer Lasten	Soziale Belastungen durch interdisziplinäre Kooperation	(Wechsel-)Schichtarbeit
Arbeiten im Stehen	Dokumentationsaufwand	Pausenausfall
Unregelmäßige Nahrungszufuhr	Konfrontation mit Leid und Tod	Über- bzw. Fehlbelegungen
Schlafunterbrechungen	Arbeiten unter Zeitdruck	Zunahme an Mehrarbeit
Gefahren, z. B. durch Erreger	Arbeitsunterbrechungen	

Quelle: In Anlehnung an Müller, D., *Gesund bleiben im Arbeitsalltag*, 2016, o. S.

Der hohe Stresslevel und die oft widrigen Umstände im Pflegebereich führen dazu, dass der Pflegeberuf zunehmend unattraktiver und die Zahl der Berufsaussteiger höher wird (Losch, 2015). Durch die problematische Nachbesetzung von Fachkräften kann es immer wieder dazu kommen, dass es offene Stellen im Stellenschlüssel gibt. Dies führt dazu, dass die Mitarbeiter vermehrt Überstunden leisten müssen, was wiederum einen nicht unerheblichen Stressor darstellt. Daher ist es wichtig, dass Pflegekräfte an ein gesundes Stressmanagement herangeführt werden um die eigene Gesundheit zu stärken und somit auch die pflegerische Versorgung einer alternden Gesellschaft zu gewährleisten. Ob Achtsamkeit ein adäquates Coping gegen Stress darstellt wird nachfolgend untersucht.

3. Achtsamkeit als Begriff

Der Begriff der Achtsamkeit (engl. mindfulness) stammt ursprünglich aus dem Buddhismus, ist ein Bestandteil des sogenannten Achtfachen Pfades und trägt als eine der sieben Erleuchtungsfaktoren zur Befreiung des Geistes bei (Deppisch, 2012).
Den Weg in den Westen fand Achtsamkeit hauptsächlich durch den Molekularbiologen Jon Kabat-Zinn, der 1979 die Stress Reduction Clinic in den USA gründete. In diesem Setting implementierte er das mittlerweile auch in Europa bekannte Mindfulness Based Stress Reduction Programm (MBSR), also ein achtsamkeitsbasiertes Programm zur Stressreduktion (Deppisch, 2012).

Kabat-Zinn beschreibt Achtsamkeit als eine spezifische Form der Aufmerksamkeitslenkung. Die Aufmerksamkeit bezieht sich dabei auf den augenblicklichen Moment, beinhaltet ein Maß an Absicht und ist dabei nicht wertend (Kabat-Zinn, 1998). Betrachtet man diese drei Merkmale der Achtsamkeit, deutet dies darauf hin, dass sich der erstrebte Geisteszustand stark von dem Alltäglichen abhebt, da im Alltag häufig eine Zerstreuung der Aufmerksamkeit – durch eine intensive und kognitive Bewertung – beobachtbar ist (Heidenreich & Michalak, 2006).

Bei Achtsamkeit geht es im Wesentlichen darum, aufkeimende Emotionen und Gedanken mit Absicht zu beobachten anstatt sie – wie meist üblich – zu ignorieren, zu bewerten oder zu analysieren. Durch diese Beobachterrolle gelingt es, einen Abstand zu den eigenen Gedanken zu erhalten. Dies trägt dazu bei, leichter zu erkennen, was sich im Geist abspielt und welche Gedanken welche Reaktionen auslösen (Kabat-Zinn, o.D.).

Achtsamkeit lässt sich weiter als ein selbstregulatorischer Prozess definieren, der auf das bewusste, nicht wertende Erleben der im Moment wahrnehmbaren subjektiven Erfahrungen abzielt (Berking & Rief, 2012).

4. Einblick in MBSR

Wie bereits erwähnt, wurde das Programm zur achtsamkeitsbasierten Stressreduktion (MBSR) in den 1970er-Jahren von Kabat-Zinn entwickelt und zählt heute zu den klassischen achtsamkeitsbasierten Ansätzen. Das MBSR-Training stützt sich auf einen acht- bis zehnwöchigen Gruppenkurs. In diesem Setting treffen sich die Teilnehmer einmal pro Woche für ca. 150 Minuten um gemeinschaftlich Achtsamkeitsfertigkeiten zu trainieren und um in der Gruppe über Stress und Copingstrategien zu sprechen. Zudem findet in Woche sechs ein achtstündiges intensiviertes Training statt. Die wichtigsten Elemente sind hierbei die Body-Scan-Übung, Sitzmeditation und Hatha-Yoga-Positionen (Berking & Rief, 2012). Weiter finden Übungen zur bewussten Atmung und Gehmeditation statt (Losch, 2015). Abbildung 1 zeigt den schematischen Ablauf eines MBSR-Kurses

Abbildung 1: Schematischer Ablauf eines MBSR-Kurses

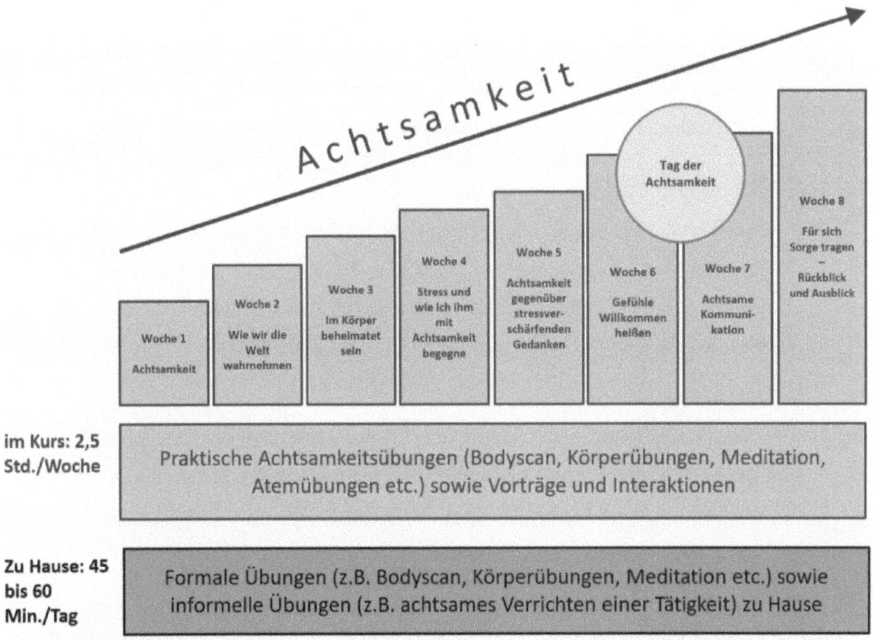

Quelle: *TH Köln*, abgerufen von: https://www.th-koeln.de/hochschule/achtsam-gegen-den-stress_45981.php, zuletzt geprüft am 03.12.2018

Im Folgenden werden die Elemente der Achtsamkeitsübungen kurz beschrieben.

- Die bewusste Atmung

  Die bewusste Atmung stellt die leichteste Art der Achtsamkeitsübung dar. Hierbei wird die volle Konzentration auf das Ein- und Ausatmen gelegt. Wie fließt die Luft von den Nasenlöchern zur Lunge? Wo im Körper spürt man die Atmung (Kabat-Zinn, 2009)?

- Der Bodyscan

  Hierbei liegt man für ca. 40 – 45 Minuten auf dem Rücken. Mit konzentrierter Aufmerksamkeit erforscht man systematisch alle Körperregionen, begonnen bei der Atmung (Meibert, Michalak & Heidenreich, 2006).

- Die Sitzmeditation

  Die Sitzmeditation gilt als Kernelement der Achtsamkeitsübungen. In aufrechter Haltung wird im Sitzen zunächst der Fokus auf den Atem und anschließend auf die einzelnen Körperempfindungen gelegt (Kabat-Zinn, 2009).

- Die Gehmeditation

  Diese Art der Meditation soll an einem möglichst ungestörten Ort und mindestens für zehn Minuten erfolgen. Die Aufmerksamkeit soll auf einen Aspekt des Gehens, z. B. auf die Füße, gerichtet werden. Nach Erlernen der Gehmeditation kann diese auch in den Alltag integriert werden (Kabat-Zinn, 2009).

- Hatha-Yoga

  Diese Yoga-Übungen bezeichnen eine Art der Körperübungen, mit deren Hilfe die eigenen körperlichen Grenzen erfahren werden können. Sie werden langsam und bewusst atmend durchgeführt (Kabat-Zinn, 2009).

5. Stand der Forschung

Der nachfolgende Teil der Arbeit stellt die empirischen Ergebnisse verschiedener Studien zum Benefit von MBSR und allgemeinen Achtsamkeitsübungen vor.

5.1 Benefit von MBSR

Laut Kabat-Zinn (2009) hat MBSR diverse biologische Auswirkungen, die sich positiv auf die emotionale und körperliche Gesundheit auswirken. Er beschreibt, dass diese Maßnahmen vor allem am Arbeitsplatz angeboten werden sollen, um so die psychische und physische Gesundheit unter prekären Bedingungen zu stärken (Kabat-Zinn, 2009).

Im Vergleich von MBSR zu einem Standard-Relaxationstraining zeigte sich, dass beide Verfahren gleich effektiv wirken. MBSR wirkt dagegen noch zusätzlich bei Angst- und Grübelneigung und steigerte Empathie und Selbstachtung (Günthner & Batra, 2012).

Folgend wird der Benefit von MBSR für Pflegekräfte auf Grundlage von Forschungsergebnissen unterteilt in psychische, physische und soziale Effekte dargestellt.

5.1.1 Psychische Effekte

Betrachtet man die drei Dimensionen des Burnouts – Depersonalisation, emotionale Erschöpfung und Leistungsmangel (Brinkmann, 2014) – kann MBSR dazu beitragen, diese drei Faktoren zu minimieren (Halm, 2017). Laut den Ergebnissen von Orellana-Rios et al. (2017) hingegen konnte lediglich ein positiver Einfluss auf die Faktoren emotionale Erschöpfung und Leistungsmangel nachgewiesen werden.

Weiter lassen sich nach Abschluss des MBSR eine Reduzierung von Grübelzwängen und Ängsten bei Pflegenden feststellen (Orellana-Rios et al., 2017).

Teilnehmer einer qualitativen MBSR-Studie berichteten auch davon, dass die erlernten Methoden ihnen dabei halfen abzuschalten und sie weniger mit innerer Unruhe zu kämpfen haben und gleichzeitig ihre Konzentrationsfähigkeit gesteigert wurde. (Cohen-Katz et al., 2005).

5.1.2 Physiologische Effekte

Der Biomarker Alpha-Amylase eignet sich um Stressreaktionen des Körpers physiologisch nachzuweisen (Nater & Ehlert, o. D.). Studien zeigten, dass der gemessene Alpha-Amylase-Wert im Anschluss an das achtwöchigen MBSR Programm im Vergleich zu vorher gesunken war (Halm, 2017).

Durch Achtsamkeitsübungen lässt sich darüber hinaus eine vermehrte parasympathische Aktivität beobachten, was in Folge zu Phasen der Ruhe, Entspannung und Regeneration führt (Schandry, 2006).

5.1.3 Soziale Effekte

MBSR trägt dazu bei, Arbeitszufriedenheit und generelle Zufriedenheit im Leben zu verbessern (Halm, 2017). Weiter wirkt sich MBSR positiv auf interdisziplinäre Zusammenarbeit und Kommunikation im Team aus (Orellana-Rios et al., 2017). Nach einer MBSR-Schulung schenken professionell Pflegende ihrem gegenwärtigen Patienten mehr

Aufmerksamkeit und denken weniger daran, was sie als nächstes erledigen müssen (Cohen-Katz et al., 2005).

Auch kann eine trainierte achtsame Haltung es erleichtern, sich von den negativen Emotionen Anderer besser abgrenzen zu können (Beddoe & Murphy, 2004).

Ein wichtiger Aspekt bei der Wirksamkeit von MBSR zur Stressreduktion ist auch die soziale Unterstützung. So profitieren viele Teilnehmer von MRSR-Trainings gerade durch die Interaktion mit Anderen in den Gruppentreffen (Cohen-Katz et al., 2005).

MBSR befähigt zur Selbstfürsorge und zur Kommunikation eigener Bedürfnisse gegenüber dem sozialen Umfeld, was lt. Cohen et al. (2005) zu einer verbesserten Beziehung zu Ehepartnern und Kindern führt.

Tabelle 2 gibt einen weiteren Überblick darüber, welche positiven biologischen, psychischen und sozialen Effekte MBSR auf das Wohlbefinden und die Gesundheit hat.

Tabelle 2: Biologische, psychische und soziale Effekte von MBSR

biologisch	psychisch	sozial
Absinken der Herzfrequenz	Steigerung des Wohlbefindens	Zunahme von Toleranz
Tonusminderung der Skelettmuskulatur	Verbesserte Schlafqualität	Erhöhte Wertschätzung
	Minderung von Abhängigkeitsverhalten	Verbesserung von partnerschaftlichen Bindungen

Quelle: In Anlehnung an Mück-Weymann, M., *Achtsamkeit in Psychotherapie und Psychosomatik,* 2007

Weiter gibt es Hinweise darauf, dass MBSR das Kohärenzgefühl (nach Antonovsky) positiv beeinflusst (Weissbecker et al., 2002). Auch eine verstärkte Resilienz geht aus einem MBSR hervor (Deppisch, 2012).

5. 2 Benefit von allgemeinen Achtsamkeitsübungen

Wie bereits beschrieben, hat das achtwöchige MBSR Programm nach Kabat-Zinn einen positiven Einfluss auf das Stresserleben von Gesundheits- und Krankenpflegern.

Doch auch weniger zeitaufwändige und umfangreiche Interventionen zeigen sich als effektiv. So konnte nachgewiesen werden, dass bereits eine fünfminütige Achtsamkeitsübung vor jeder Arbeitsschicht Stress reduziert und einem Burnout vorbeugt. Dabei gab es keinen signifikanten Unterschied, ob die Anwender bereits Vorerfahrung mit Meditation hatten oder nicht (Gauthier, Meyer, Grefe & Gold, 2015).

In einer Metaanalyse von van der Riet, Levett-Jones & Aquino-Russel (2018) wurde herausgefunden, dass Achtsamkeitsübungen sich positiv auf Stress, Angst, Depression, Burnout, Wohlbefinden und Empathie bei Krankenpflegern und Studenten der Krankenpflege auswirken.

Achtsamkeitsbasierte Übungen wirken sich darüber hinaus auch positiv auf die Geduld von Krankenpflegern aus, was wiederum einen positiven Effekt auf die Zufriedenheit der Patienten zur Folge hat (Horner, Piercy, Eure & Woodard, 2014).

Achtsamkeit minimiert auch das so genannte *Surface Acting*. Surface Acting führt zu einem reflexartigen und aufgesetzten Lächeln, was wiederum noch mehr Verspannungen begünstigt. Durch Achtsamkeit fällt es leichter Gefühle wie Ärger oder Wut wahrzunehmen und mit diesen adäquat umzugehen, anstatt sie zu ignorieren. Dieses Verhalten steigert die Zufriedenheit und minimiert Erschöpfung und somit Stress (Hülsheger, Alberts, Feinholdt & Lang, 2013).

Gerade in einem Beruf wie dem der Krankenpflege, in dem sich die Stressoren nicht einfach deaktivieren lassen, empfiehlt sich Achtsamkeit als Copingstrategie (Günthner & Batra, 2012).

6. Diskussion

Die Arbeiter im Pflegeberuf sind einer Vielzahl von Stressoren ausgesetzt, welche sich auf Grund der Gegebenheiten nur bedingt deaktivieren lassen. Daher erscheint es als wichtig, Pflegekräften eine Möglichkeit zu geben um Widerstandsressourcen aufzubauen. Die zitierten Studien belegen alle einen relevanten Benefit von achtsamkeitsbasierten Methoden zur Stressreduzierung bei beruflich Pflegenden. In der vorliegenden Arbeit wurde gezeigt, dass Achtsamkeit verschiedenste positive Einflüsse auf die Psyche und Physis hat. Achtsamkeit stellt ein Coping dar, um Ängsten, Grübelzwängen und innerer Unruhe entgegenzuwirken. Konzentration und Empathie werden durch MSBR ebenso gestärkt wie das Arbeitsklima, die interdisziplinäre Zusammenarbeit und private sowie familiäre Beziehungen.

Die Effekte beziehen sich auf den beruflichen und auch privaten Lebensbereich, welche sich gegenseitig positiv beeinflussen. Es wurde gezeigt, dass Achtsamkeit außerdem als Widerstandsressource durch Steigerung des Kohärenzgefühls und der Resilienz bei Stresssituationen dienlich ist. Durch eine achtsame Haltung ist es möglich einem Burnout vorzubeugen. Neben dem gesteigerten Wohlbefinden der Pflegekräfte ist auch ein positiver Einfluss auf die zu versorgenden Patienten beschrieben. Da sich Achtsamkeit also nicht nur zu Gunsten des Personals, sondern auch zu Gunsten der Patienten auswirkt, dürfte dies ein interessanter Aspekt für Arbeitgeber sein, um Mitarbeiter in Achtsamkeit zu schulen.

Außerdem ist es wichtig, bereits Auszubildenden eine achtsame Haltung beizubringen um sie später mit gestärkten Widerstandsressourcen in den – oft stressigen – Berufsalltag zu entlassen.

Achtsamkeit ist eine sinnvolle und wirksame Methode zur Stressreduktion, ist zeitlich aber keine schnelle Lösung, was mit dem Effizienzdenken der westlichen Kultur unter Umständen nicht im Einklang steht. Der Benefit von Achtsamkeit ist bereits gut erforscht. Als Ausblick, z. B. für ein Praxisprojekt, wäre die Erarbeitung eines Konzepts oder Manuals zur Implementierung von expliziten achtsamkeitsbasierten Maßnahmen für den Arbeitsalltag von Pflegekräften ein interessantes gesundheitspsychologisches und gesundheitspädagogisches Projekt.

7. Theorie-Praxis-Transfer

Wie lässt sich Achtsamkeit zur beruflichen Stressreduktion nun praktisch umsetzen? Dies soll im folgenden Teil dargestellt werden anhand des fiktiven Klinikum Musterstadt. Das Klinikum Musterstadt ist ein Krankenhaus der Maximalversorgung und zugleich eines der größten kommunale Klinik Europas. Das fiktive Klinikum Musterstadt orientiert sich an ein real existierendes Klinikum, das hier aber nicht namentlich genannt wird.

7.1 Ist-Stand

Mit dem *zekib* (Zentrum für Kommunikation – Information und Bildung) verfügt das Klinikum Musterstadt über eine betriebseigene Bildungseinrichtung. In dieser Einrichtung werden zahleiche Kurse zur Gesundheitsförderung wie z. B. „Bewusster leben mit Schichtarbeit", Faszien-Yoga, Feldenkrais, Raucherentwöhnung und Achtsamkeitsbasierte Entspannung angeboten.

Der Kurs zur achtsamkeitsbasierten Entspannung richtet sich an alle Berufsgruppen und wird im Tagesseminar angeboten, vom Klinikum bezahlt und ist in der Freizeit zu besuchen.

7.2 Vorschläge zur Implementierung von Achtsamkeit im Pflegeberuf

Der nachfolgende Teil beschäftigt sich damit, wie man das Angebot achtsamkeitsbasierter Trainings für die Beschäftigung des Klinikum Musterstadt weiter ausbauen könnte.

7.2.1 Einführung eines MBSR-Programms

Durch das zekib verfügt das Klinikum über eine gute Voraussetzung um das achtwöchige MBSR-Programm für die Angestellten durch geschulte Trainer – entweder extern oder aus den eigenen Reihen - anzubieten. Geht man davon aus, dass pro Kurs 15 Mitarbeiter teilnehmen, zwei Kurse parallel laufen und zwischen jedem abgeschlossenen Programm zwei Wochen pausiert wird, könnten pro Jahr ca.150 Mitarbeiter in MBSR geschult werden.

Wichtig bei der Planung eines solchen Kurses für Mitarbeiter aus dem Pflegebereich ist auch, dass die Kurszeiten an die Schichtzeiten angepasst sind. So ist es sinnvoll, die Kurse zeitlich so zu legen, dass die Teilnehmer die Möglichkeit hätten, auch vor oder nach einer Schicht direkt zum Kurs zu gehen und somit nicht dazu verpflichtet sind auch noch an ihren freien Tagen das Klinikum aufsuchen zu müssen.

7.2.2 Einsatz von Multiplikatoren

Im Klinikum Musterstadt ist es Usus, erlerntes Wissen (z. B. Einführung in neue Gerät-
schaften oder neue EDV-Systeme) über Multiplikatoren zu verbreiten. Dieser Ansatz
kann auch beim Achtsamkeitstraining verfolgt werden.

Mitarbeiter, die bereits den angebotenen Kurs zur achtsamkeitsbasierten Entspannung ge-
nossen haben (oder eben auch das bislang fiktive MBSR-Programm) sollen so ihr Wissen
und ihre Fertigkeiten an ihre Kollegen in Form von Mini-Schulungen weitergeben. In der
Praxis kann das dann so aussehen, dass nach der Übergabe von dem Früh- auf den Spät-
dienst eine etwa zehnminütige Mini-Schulung stattfindet. In diesen zehn Minuten haben
die Multiplikatoren dann die Möglichkeit z. B. eine der der erlernten Achtsamkeitsübungen an ihre Kollegen weiterzutragen. Im Idealfall Übungen, die sich auch leicht in den
Arbeitsalltag integrieren lassen.

7.2.3 Schulung der Auszubildenden

Auszubildende sind die Zukunft im Pflegebereich. Sie von Anfang an gesund und auch
im Berufsfeld zu halten ist ein wichtiger Baustein um den Pflegenotstand in Deutschland
abzumildern. Daher erscheint es wichtig, dass Auszubildende bereits während ihrer Ausbildung Techniken erlenen, die empfundenen Stress positiv beeinflussen können. Doch
wie kann man Achtsamkeit an die Auszubildenden herantragen?

Jeder Gesundheits- & Krankenpflegeschüler durchläuft in seiner Ausbildung einen Ein-
satz auf einer psychiatrischen Station. Im Klinikum Musterstadt erhält zudem jeder Schü-
ler neben der praktischen Erfahrung in der Psychiatrie drei theoretische Schulungstage,
die von Praxisanleitern gehalten werden und Einblicke in psychiatrisches Arbeiten, De-
eskalation und Nähe & Distanz vermitteln sollen. In diesem Rahmen wäre es möglich,
den Schülern auch Grundlagen in achtsamkeitsbasierten Entspannungstechniken beizubringen. Dies könnte durch die Praxisanleiter geschehen – die im Vorfeld separat geschult
werden müssen – oder aber direkt durch Dozenten des zekibs, die dort die achtsamkeitsbasierten Kurse anbieten. Durch dieses Vorgehen wäre jeder Auszubildende mit den
Grundzügen von Achtsamkeit vertraut und hätte schon vor Beginn der vollständigen

14

Berufstätigkeit eine Vorstellung von möglichen Widerstandsressourcen, die er im Bedarfsfall vertiefen und anwenden kann.

7.3 Evaluation

Um die Wirksamkeit und auch Nachhaltigkeit der Maßnahmen feststellen zu können, soll vor der Intervention, nach der abgeschlossenen Intervention und nach ca. einem Jahr eine Befragung der Teilnehmer stattfinden.

Um die Arbeitsbelastung abzubilden, eignet sich der Fragebogen zur Arbeitsbelastung in der Krankenpflege von E. Bartholomeyczik (2014). Dieses Instrument bildet anhand von zwölf Items die subjektiv wahrgenommene Arbeitsbelastung von Gesundheits- & Krankenpflegern ab. Abgebildet werden die Dimensionen „Koordinations- und Informationsprobleme" sowie „Psychophysische Überforderung". Die Reliabilität der 5-stufigen Skala beträgt 0.72 – 0.83 (Bartholomeyczik, 2014). Somit ließe sich herausfinden, ob die Interventionen zur Achtsamkeitsbildung die wahrgenommene Arbeitsbelastung positiv beeinflussen und, ob die Wirksamkeit nach einem Jahr noch gegeben ist.

Neben der empfundenen Arbeitsbelastung kann auch das Konstrukt der Achtsamkeit bei den Mitarbeitern abgebildet werden. Hierzu eignet sich unter anderem die deutsche Version der *Mindful Attention and Awareness Scale* (MAAS). Das genannte Instrument weist eine interne Konsistenz von 0.83 auf. Mit dem MAAS kann Achtsamkeit ökonomisch, reliabel und valide erfasst werden (Michalak, Heidenreich, Ströhle & Nachtigall, 2008).

Somit lassen sich durch die beiden genannten Instrumente sowohl die Achtsamkeit als Konstrukt als auch die subjektiv wahrgenommene Arbeitsbelastung der Pflegekräfte abbilden, was eine Evaluation der Maßnahmen möglich macht.

8. Literaturverzeichnis

Bartholomeyczik, E. (2014). Arbeitsbelastung in der Krankenpflege. *Zusammenstellung Items und Skalen.* doi:10.6102/zis32

Beddoe, A. E. & Murphy, S. O. (2004). Does Mindfulness Decrease Stress and Foster Empathy Among Nursing Students? *Journal of Nursing Education, 7*(43), 305–312.

Behrens, J., Schulz, M. & Töpper, M. (2004). Rauchverhalten von Mitarbeitern und Patienten der psychiatrischen Abteilung eines Allgemeinkrankenhauses. *Gesundheitswesen 66 (02), S. 107–113.* doi: 10.1055/s-2004-812798.

Berking, M. & Rief, W. (Eds.). (2012). *Springer-Lehrbuch. Klinische Psychologie und Psychotherapie für Bachelor.* Berlin, Heidelberg: Springer Berlin Heidelberg; Imprint; Springer.

Brinkmann, R. (2014). *Angewandte Gesundheitspsychologie. Pearson Studium - Psychologie.* München: Pearson Deutschland; Pearson Studium.

Cohen-Katz, J., Wiley, S., Capuano, T., Baker, D. M., Deitrick, L. & Shapiro, S. (2005). The Effects of Mindfulness-based Stress Reduction on Nurse Stress and Burnout. *Holistic Nursing Practice, 19*, 78–86. doi:10.1097/00004650-200503000-00009

Deppisch, C. (2012). Warum die Pflegende der Zukunft eine Meditierende sein wird. *Psych. Pflege Heute, 18*, 304–309. doi: 10.1055/s-0032-1330047

Gauthier, T., Meyer, R. M. L., Grefe, D. & Gold, J. I. (2015). An on-the-job mindfulness-based intervention for pediatric ICU nurses: a pilot. *Journal of Pediatric Nursing, 30*, 402–409. doi: 10.1016/j.pedn.2014.10.005

Günthner, A. & Batra, A. (2012). Stressmanagement als Burn-out-Prophylaxe [Prevention of burnout by stress management]. *Bundesgesundheitsblatt, Gesundheitsforschung, Gesundheitsschutz, 55*, 183–189. doi: 10.1007/s00103-011-1406-y

Halm, M. (2017). The Role of Mindfulness in Enhancing Self-Care for Nurses. *American Journal of Critical Care : an Official Publication, American Association of Critical-Care Nurses, 26*, 344–348. doi: 10.4037/ajcc2017589

Heidenreich, T. & Michalak, J. (2006). Achtsamkeit und Akzeptanz als Prinzipien in der Psychotherapie. *PiD - Psychotherapie Im Dialog, 7*, 235–240. doi: 10.1055/s-2006-940036

Horner, J. K., Piercy, B. S., Eure, L. & Woodard, E. K. (2014). A pilot study to evaluate mindfulness as a strategy to improve inpatient nurse and patient experiences. *Applied Nursing Research : ANR, 27*, 198–201. doi: 10.1016/j.apnr.2014.01.003

Hülsheger, U. R., Alberts, H. J. E. M., Feinholdt, A. & Lang, J. W. B. (2013). Benefits of mindfulness at work: the role of mindfulness in emotion regulation, emotional exhaustion, and job satisfaction. *The Journal of Applied Psychology, 98*, 310–325. doi: 10.1037/a0031313

Kabat-Zinn, J. (1998). *Im Alltag Ruhe finden: Das umfassende praktische Meditationsprogramm*. Freiburg: Herder.

Kabat-Zinn, J. (2009). Achtsamkeitsbasierte Interventionen im Kontext: Vergangenheit, Gegenwart und Zukunft. In *Achtsamkeit und Akzeptanz in der Psychotherapie : ein Handbuch* (S. 103–139). Tübingen: DGVT-Verl.

Kliner, K., Rennert, D., Richter, M. & Bogai, D. (Hrsg.). (2017). *Gesundheit und Arbeit - Blickpunkt Gesundheitswesen: BKK Gesundheitsatlas 2017*. Berlin: MWV Medizinisch Wissenschaftliche Verlagsgesellschaft.

Kuntz, B., Lange, C. & Zeiher J. (2017). Rauchen bei Erwachsenen in Deutschland. *Journal of Health Monitoring 2 (2), S. 59 – 65*. doi: 10.17886/RKI-GBE-2017-030

Losch, M. (2015). Gute Pflege braucht gesunde Pflegende. *JuKiP - Ihr Fachmagazin Für Gesundheits- Und Kinderkrankenpflege, 04*, 82–85. doi: 10.1055/s-0035-1549123

Marschall, J., Hildebrandt, S., Nolting, H., Sydow, H. & Storm, A. (Hrsg.). (2017). *Beiträge zur Gesundheitsökonomie und Versorgungsforschung: Band 16. Gesundheitsreport*. Heidelberg: medhochzwei-Verl.

Meibert, P., Michalak, J., Heidenreich, T. (2006.) Achtsamkeitsbasierte Stressreduktion - Mindfulness-Based Stress Reduction (MBSR) nach Kabat-Zinn. In *Achtsamkeit und Akzeptanz in der Psychotherapie. Ein Handbuch* (S. 143–193).

Michalak, J., Heidenreich, T., Ströhle, G. & Nachtigall, C. (2008). Die deutsche Version der Mindful Attention and Awareness Scale (MAAS) Psychometrische Befunde zu einem Achtsamkeitsfragebogen. *Zeitschrift Für Klinische Psychologie Und Psychotherapie, 37*, 200–208. doi: 10.1026/1616-3443.37.3.200

Mück-Weymann, M. & Anderssen-Reuster, U. (Hrsg.). (2007) *Achtsamkeit in Psychotherapie und Psychosomatik: Haltung und Methode* (2., neu bearb. und erw. Auflage). Stuttgart: Schattauer.

Orellana-Rios, C. L., Radbruch, L., Kern, M., Regel, Y. U., Anton, A., Sinclair, S. & Schmidt, S. (2017). Mindfulness and compassion-oriented practices at work reduce distress and enhance self-care of palliative care teams: a mixed-method evaluation of an "on the job" program. *BMC Palliative Care, 17.* doi: 10.1186/s12904-017-0219-7

Schandry, R. (2006). *Biologische Psychologie: Ein Lehrbuch* (2., überarb. Aufl.). Weinheim: Beltz, PVU.

Tracogna, U., Klewer, J. & Kugler, J. (2003). Gesundheitsverhalten und Gesundheitszustand von Pflegepersonal im Krankenhaus. *Gesundheitsökonomie & Qualitätsmanagement, 8,* 115–119. doi: 10.1055/s-2003-39143

Tsaras, K., Daglas, A., Mitsi, D., Papathanasiou, I. V., Tzavella, F., Zyga, S. & Fradelos, E. C. (2018). A cross-sectional study for the impact of coping strategies on mental health disorders among psychiatric nurses. *Health Psychology Research, 6,* 9–15. doi: 10.4081/hpr.2018.7466

Van der Riet, P., Levett-Jones, T. & Aquino-Russell, C. (2018). The effectiveness of mindfulness meditation for nurses and nursing students: An integrated literature review. *Nurse Education Today, 65,* 201–211. doi: 10.1016/j.nedt.2018.03.018

Weissbecker, I., Salmon, P., Studts, J. L., Floyd, A. R., Dedert, E. A. & Sephton, S. E. (2002). *Journal of Clinical Psychology in Medical Settings, 9,* 297-307. doi: 10.1023/A:10207869179882009

Kabat-Zinn, J. (o. D.) *Was Achtsamkeit ist: Eine Einführung in die MBSR-Praxis.* Abgerufen am 23.12.2018 von *https://www.arbor-seminare.de/was-achtsamkeit-ist*

Müller, D. (2016). Gesund bleiben im Arbeitsalltag. *Die Schwester der Pfleger 6/2016.* Abgerufen am 25.01.2019 von https://www.bibliomed-pflege.de/zeitschriften/die-schwester-der-pfleger/heftarchiv/ausgabe/artikel/sp-6-2016-was-hilft-bei-demenz/23988-gesund-bleiben-im-arbeitsalltag/

Nater, U. & Ehlert, U. (o. D.) *Stress Alpha -Amylase.* Abgerufen am 05.01.2019 von https://www.psychologie.uzh.ch/de/bereiche/hea/klipsypt/Forschung/StressGrundlagenforschung/stress-aa.html

Statistisches Bundesamt. (2012). *86 % der Pflegekräfte in Krankenhäusern sind weiblich.* Abgerufen am 24.11.2018 von https://www.destatis.de/DE/PresseService/Presse/Pressemitteilungen/zdw/2012/PD12_010_p002.html

TH Köln (o.D.) Abgerufen am 03.12.2018 von: https://www.th-koeln.de/hochschule/achtsam-gegen-den-stress_45981.php

BEI GRIN MACHT SICH IHR WISSEN BEZAHLT

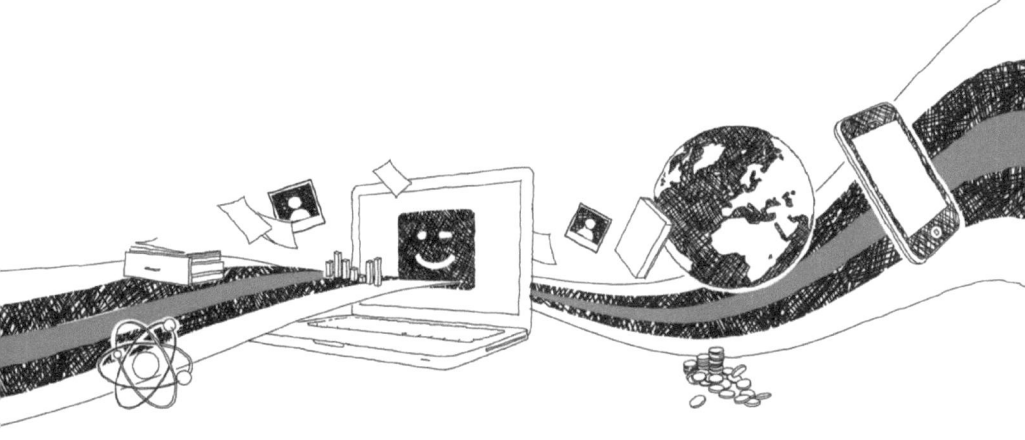

- Wir veröffentlichen Ihre Hausarbeit,
  Bachelor- und Masterarbeit

- Ihr eigenes eBook und Buch -
  weltweit in allen wichtigen Shops

- Verdienen Sie an jedem Verkauf

Jetzt bei www.GRIN.com hochladen
und kostenlos publizieren

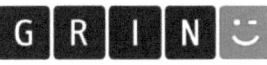